616.3

L'angine ulcéro-membraneuse à bacilles fusiformes et spirilles (Angine de Vincent). A propos d'une observation récente de cette variété d'angine (1).

PAR

Charles NICOLLE (de Rouen),

Professeur suppléant à l'École de Médecine, Médecin des Hôpitaux.

Nous avons eu l'occasion d'observer récemment un cas d'angine ulcéro-membraneuse à bacilles fusiformes et spirilles, affection très spéciale, encore mal connue, et sur laquelle l'attention n'a été attirée que depuis peu de temps.

C'est à M. H. Vincent, Professeur agrégé au Val-de-Grâce, que revient le grand mérite d'avoir, le premier, donné la description de cette variété d'angine, et d'en avoir fixé la nature.

La communication de M. Vincent, présentée par lui à la Société médicale des Hôpitaux (**1**), le 11 mars 1898, était basée sur quatorze observations recueillies par lui depuis l'année 1894, tant en Algérie qu'à Paris: elle faisait comme une suite naturelle à ses travaux sur la pourriture d'hôpital (**2**), dont l'angine ulcéreuse se rapproche singulièrement au point de vue microbiologique.

Plusieurs autres auteurs ont, depuis, publié des observations analogues, et bien que le nombre total des cas relevés soit encore restreint, l'angine ulcéro-membraneuse à bacilles fusiformes et spirilles constitue, dès maintenant, une entité morbide véritable.

*
* *

Notre observation offrant quelques particularités intéressantes, dont certaines n'ont pas été jusqu'ici notées dans les publications antérieures, nous croyons utile, avant de la reproduire, de donner le tableau ordinaire de cette affection.

(1) *Travail du Laboratoire de Bactériologie de l'École de Médecine de Rouen.* — Les numéros intercalés dans le texte se rapportent à l'index bibliographique qui termine ce travail.

Ce tableau, nous ne saurions mieux faire, que de l'emprunter textuellement au travail de M. Vincent (1).

Dans les cas les plus habituels, dit cet auteur, cette angine siège sur l'une des deux amygdales, plus rarement sur les deux. Elle intéresse parfois simultanément une des tonsilles et le pilier voisin. Au début de l'affection, l'amygdale est recouverte d'une *tache* blanchâtre ou grisâtre, peu épaisse, de consistance molle et pouvant être détachée par le raclage. Elle repose sur une surface érodée et saignant facilement. Les contours de cette tache, le plus souvent irrégulière, s'agrandissent peu à peu et recouvrent parfois une grande partie de l'amygdale ; lorsqu'on détache alors la membrane, on s'aperçoit qu'elle est plus adhérente. Elle s'est reproduite le lendemain.

Dans les cas les plus bénins, elle se renouvelle mal ou incomplètement. Lorsque l'affection est plus sérieuse, la membrane diphtéroïde repose sur un véritable *ulcère* anfractueux, dû à la nécrose superficielle du tissu amygdalien. La lésion s'étend, en effet, plus en profondeur qu'en surface.

Vers le troisième ou quatrième jour, la pseudo-membrane est épaisse, molle, presque caséeuse à sa surface, et communique à l'haleine une odeur désagréable. Elle se laisse détacher plus facilement qu'au début. A son voisinage, la muqueuse est œdématiée et érythémateuse. Le malade accuse de la sécheresse du pharynx et de la dysphagie.

Les *ganglions sous-maxillaires* sont peu tuméfiés dans les cas légers. Il n'en est pas de même lorsque l'affection est plus étendue, ou que l'angine n'a pas été soumise à un traitement antiseptique.

Dans les cas que j'ai observés, cette adénite n'a jamais abouti à la suppuration. L'angine s'accompagne de courbature, d'inappétence, d'état saburral des premières voies et d'un mouvement fébrile, parfois léger, mais constant. La température atteint fréquemment 38° 5, parfois 39°. Mais, sous l'influence du traitement local, elle ne tarde pas à descendre au voisinage de la normale, quelquefois dès le troisième jour, alors que, cependant, l'exsudat diphtéroïde ne s'est pas éliminé. Vers le sixième jour, en général, l'amygdale se nettoie et, dès que les débris pseudo-membraneux qui tapissent encore les anfractuosités de l'ulcère, ont été éliminés, la réparation est rapide. La fausse membrane ne s'étend pas au côté opposé du pharynx, contrairement à ce qu'on observe si souvent dans l'angine diphtérique. C'est, en effet, surtout avec cette dernière affection qu'on pourrait la confondre, car elle ne présente pas les caractères cliniques de certaines autres angines, telles que l'angine pultacée, le muguet, etc.

Le *diagnostic se fait surtout par le microscope.*

Lorsqu'on prélève un peu de l'exsudat pulpeux développé à la surface du pharynx et qu'on le colore par la thionine ou par la fuschine de Ziehl diluée, on constate, à l'examen microscopique, deux espèces microbiennes tout à fait prédominantes : 1° *un bacille particulier*, facilement reconnaissable à sa longueur (10 à 12 μ. environ), à sa portion moyenne renflée et à ses deux bouts nettement amincis ; 2° *un spirille* ténu, plus difficile à colorer..... Ce spirille est, dans certains cas, extrêmement abondant. Il y a donc lieu de lui accorder une réelle importance dans l'évolution de la maladie. Il semble néanmoins que le rôle pathogène, dans ces angines, doive appartenir de préférence au bacille qui a été mentionné en premier lieu, car on observe certaines angines dans lesquelles le bacille est non seulement prédominant, mais encore presque exclusif. Parfois, il est associé aussi au streptocoque, et il n'est pas douteux que cette association aux deux microbes précédents ne soit l'une des conditions les plus indispensables de sa végétation à la surface du pharynx.

Ce bacille, qu'en raison de son aspect, on peut appeler *bacille fusiforme*, offre deux extrémités amincies ; sa portion moyenne est, au contraire, plus épaisse. Il en existe des formes courtes, parfois réunies par deux, bout à bout. Dans sa forme courte, il est souvent infléchi en forme de virgule. Il est parfois plus long et peut même devenir filamenteux..... Il est, surtout au début de l'angine diphtéroïde, très abondant, tantôt dispersé en semis uniforme dans le champ de la préparation, tantôt groupé en amas confluents, ou même en faisceaux composés d'éléments divergents et presque radiés. Le bacille présente fréquemment des formes d'involution..... Il ne prend pas le Gram. Il en est de même du spirille qui lui est si souvent associé....

M. Vincent termine sa note en faisant connaître que tous les essais de culture du bacille et d'inoculation de l'exsudat aux animaux sont restés infructueux. Le traitement qui lui a donné les résultats les plus favorables, est l'attouchement bi-quotidien à la teinture d'iode, combiné avec les gargarismes boriqués.

Nous avons tenu à reproduire cette description dans ses détails principaux, parce qu'il est impossible de donner un meilleur tableau de cette variété d'angine. Les auteurs qui ont observé, depuis la communication de M. Vincent, de nouveaux cas de cette affection, ont d'ailleurs ajouté très peu de chose à sa description.

*
* *

M. Vincent, avons-nous-dit, avait cité, à l'appui de sa communication, quatorze observations d'angine diphtéroïde. A la séance suivante de la Société médicale des hôpitaux, M. Lemoine (3) en apporta cinq nouvelles. Depuis, de nouveaux cas ont été signalés : quatre, par MM. Raoult et Thiry,

(**4**), un, par M. Dopter (**5**), un, par M. Rispal (**6**), un, par M. de Stoecklin (**7**), cinq, par M. Sacquépée (**8**), un nouveau et dernier cas, par M. Vincent lui-même (**9**). Toutes ces observations (et même un résumé succinct de la nôtre) ont été réunies et publiées dans la thèse très intéressante de M. Freyche (**10**), premier travail d'ensemble fait sur la question.

D'autre part, J. Bernheim (de Zurich), dans un mémoire paru dans le *Centralblatt fur Bakteriologie*, au début de l'année dernière (**11**), a consigné les résultats de l'analyse microbiologique de trente cas de stomatite et d'angine ulcéreuse étudiées par lui.

Pour être tout à fait complet, nous devons ajouter qu'un certain nombre d'auteurs, avant M. Vincent, semblent avoir observé des cas d'angine ulcéreuse, sans y reconnaître, d'ailleurs, le type morbide si spécial que M. Vincent devait tracer. Nommons parmi ces précurseurs: Barthez et Sanné, Szimanowsky, Filatow, cités par Bernheim (**11**), Bergeron (**12**), Plaut (**13**), Moure (**14**), Mendel (**15**), Terrade (**16**). La présence de spirilles dans l'exsudat de certaines angines avait été notée par Max Stooss (**17**); les spirilles de la salive normale ou pathologique étaient d'ailleurs connus depuis longtemps ; leur découverte véritable, dans la stomatite ulcéro-membraneuse, semble même devoir être attribuée à Pasteur (**18**).

Enfin, pour terminer ce rapide historique, rappelons que dans un travail postérieur à ceux de MM. Vincent et Bernheim, Abel (**19**) a fait ressortir, à l'exemple de ces deux auteurs, l'analogie qui paraît exister entre la stomatite ulcéro-membraneuse et l'angine du même nom.

*
* *

Les publications postérieures (1) à la première communication de M. Vincent ont permis de préciser quelques points

(1) Le nombre total des observations publiées à l'heure actuelle est de vingt-sept, non compris notre observation personnelle, dont le résumé a paru dans la thèse de M. Freyche. Dans sept cas, sur un total de quinze examinés par lui, M. Vincent n'a pu se procurer l'observation des angines dont il a pratiqué l'examen microscopique. Les observations de Bernheim (dont le nombre n'a pas été donné par cet auteur) n'ont été publiées nulle part, à notre connaissance.

de détail, que sa description, basée sur un nombre forcément restreint d'observations, n'avait pu qu'effleurer.

La *durée* de l'angine ulcéro-membraneuse, fixée par M. Vincent à une quinzaine de jours, peut être, dans certains cas, beaucoup plus longue.

C'est ainsi que l'on a observé, depuis, des angines durant un mois, un mois et demi, et même jusqu'à soixante-dix jours (Sacquépée).

La *récidive* a été observée dans trois cas (Dopter, Raoult et Thiry, Sacquépée).

L'*ulcération* qui fait suite à la tache du début, *peut être profonde* (Lemoine), *très profonde* même (Raoult et Thiry). Un point bien précisé par M. Rispal, est *l'absence d'induration* de cette ulcération au toucher, ce qui permet le diagnostic différentiel avec le chancre syphilitique, dans les rares cas où le doute peut exister.

Les deux amygdales ont été prises dans cinq cas, sur un total de 27 observés; deux fois la seconde amygdale a été à peine touchée. La luette a été atteinte, très légèrement, dans un cas (Vincent, dernière observation).

L'engorgement ganglionnaire s'est toujours montré modéré, peu douloureux, frappant tantôt un seul ganglion, tantôt plusieurs. Son absence complète a été notée dans quatre cas. Jamais les ganglions engorgés n'ont suppuré.

La *fétidité de l'haleine* n'a jamais manqué, au début tout au moins. La *dysphagie* a rarement été pénible. Les *symptômes généraux* du début, signalés par M. Vincent, ont souvent été très peu marqués ; ils ont fait même défaut dans quatre cas. La recherche de *l'albumine*, que M. Sacquépée seul paraît avoir pratiquée, lui a donné toujours un résultat négatif.

En dehors des bacilles fusiformes, regardés par M. Vincent comme les agents de l'angine ulcéro-membraneuse, et des spirilles décrits également par lui, plusieurs variétés de microorganismes ont été trouvés dans l'exsudat et cultivés : ce sont : le streptocoque (Vincent), le staphylocoque et le bacterium coli (Lemoine), le bacille pseudo-diphtérique (de Stoecklin), divers cocci.

Dans le dernier cas observé par lui, M. Vincent a constaté *l'absence de spirilles de l'exsudat*. L'association de ces microbes aux bacilles fusiformes n'est donc point fatale. M. Vincent a pu, dans le même cas, pratiquer une coupe d'une portion de l'ulcère et il a vu que la paroi de celui-ci était formée par trois couches bien distinctes, à savoir, en allant de la surface libre vers la profondeur :

1° Une zone superficielle, constituée par une substance granuleuse, prenant mal la coloration et ne présentant pas de structure bien définie. C'est la portion superficielle de l'épithélium, nécrosé, très pauvre en éléments cellulaires. On y aperçoit seulement çà et là quelques noyaux mal colorés, des bacilles fusiformes isolés ou par petits amas, et des microbes étrangers, en nombre variable suivant les points.

2° Une zone fibrineuse, constituant un réseau que la thionine colore en violet, riche en noyaux et surtout en bacilles fusiformes enchevêtrés et formant un véritable buisson microbien.

3° Une zone profonde, où les bacilles fusiformes sont moins nombreux, et qui correspond au derme enflammé de la muqueuse (1).

*
* *

Voici maintenant l'observation que nous avons recueillie. Elle présente, ainsi qu'on pourra s'en rendre compte, un certain nombre de particularités intéressantes.

Observation I (*Personnelle*) (2).

Angine ulcéro-membraneuse de longue durée, ayant frappé les deux amygdales et s'étant accompagnée de deux complications jusqu'alors non décrites : ulcération labiale de même aspect, éruption de placards œdémateux, non érythémateux.

M. X..., étudiant en médecine, 26 ans ; bonne santé antérieure. Le 24 décembre 1898, sans cause apparente, est pris d'un malaise général, absolument identique, dit-il, à celui qui caractérise ordinai-

(1) Les détails de cette étude anatomo-pathologique sont empruntés à la thèse de M. Freyche (**10**), à qui M. Vincent les a communiqués. Une planche en noir accompagne cette description.

(2) Nous rappelons que cette observation est la vingt-huitième observation d'angine ulcéro-membraneuse publiée jusqu'ici dans la littérature médicale.

rement le début de la grippe; courbature générale violente, inappétence, frissons, état saburral.

Le lendemain, 25 décembre, même état, plus marqué. Céphalalgie violente, siégeant au sommet de la tête, continue, avec exacerbations. Légère sensation de sécheresse de la gorge, avec une dysphagie modérée à la déglutition. Son attention se trouvant ainsi attirée du côté de la gorge, le malade examine lui-même celle-ci et aperçoit, siégeant à la partie supérieure de l'amygdale gauche, une petite tache recouverte par un exsudat extrêmement mince.

Il vient nous consulter le 26, dans l'après-midi. L'état général est meilleur, mais la céphalalgie persiste et l'inquiète. L'haleine est légèrement fétide. A l'examen de la gorge, on voit, à la partie supérieure de l'amygdale gauche, au niveau de son union avec le pilier antérieur, une petite ulcération allongée dans le sens antéro-postérieur. Elle mesure environ un centimètre dans le sens transversal; sa hauteur est de trois millimètres. Un léger dépôt pultacé, facile à enlever, la recouvre. Il n'existe point, par conséquent, de fausse membrane véritable. L'exsudat enlevé, l'ulcération paraît grisâtre, anfractueuse, ayant l'aspect d'une plaie de mauvaise nature, saignant facilement et un peu douloureuse au contact. L'amygdale est légèrement œdématiée; le reste de la gorge est sain.

Un ganglion sous-maxillaire du côté gauche est tuméfié et un peu douloureux à la pression.

En présence de ces symptômes, nous pensons, de suite, qu'il s'agit là d'une angine ulcéreuse à bacilles fusiformes, analogue aux cas précédemment décrits par MM. Vincent, Lemoine, Dopter, Rispal, etc.; et, pour confirmer notre diagnostic, nous faisons venir le jour même, le malade à notre Laboratoire.

Un frottis de l'exsudat est d'abord pratiqué. Il montre, après coloration, la présence dans celui-ci, d'un nombre considérable de micro-organismes de toutes formes, au milieu desquels il est facile de reconnaître cependant des bacilles à extrémités effilées (bacilles fusiformes) et des spirilles très fins.

L'exsudat ayant été enlevé, nous raclons ensuite, avec prudence, la surface même de l'ulcération et nous examinons, de même, le produit du raclage. L'aspect de nos préparations est caractéristique : En dehors de quelques globules blancs, plus ou moins altérés, et de rares microbes d'espèces banales, on ne voit que des bacilles fusiformes et des spirilles, ces derniers en nombre sensiblement moindre.

Les bacilles fusiformes revêtent les caractères qui ont été décrits par M. Vincent; leur centre est renflé, leurs extrémités effilées. Ils sont tantôt arqués, tantôt (mais plus rarement) droits; leur longueur est variable; quelques-uns d'entre eux sont véritablement filamenteux : Ils sont généralement isolés, quelquefois disposés par deux, bout à bout; il est tout à fait exceptionnel d'en voir trois ou quatre à la file, nous n'en avons jamais vu plus à la suite. Ces bacilles forment souvent des amas et s'enchevêtrent alors dans tous les sens. Ils ne se colorent point par la méthode de Gram, mais se teignent bien par les diverses solutions colorantes, employées dans les laboratoires (fuschine phéniquée de Ziehl et thionine phéniquée principalement). Un examen pratiqué, sans coloration, montre leur immobilité. Nous n'avons trouvé sur nos préparations que de rares formes d'involution, analogues à celles décrites par M. Vincent.

Les spirilles sont extrêmement fins, ondulés, de longueur variable; ils ne se colorent pas par la méthode de Gram et se laissent mal colorer par les couleurs d'aniline ; ils sont, par conséquent, toujours très pâles sur les préparations. C'est la fuschine phéniquée de Ziehl qui les colore le mieux. Un examen pratiqué, sans coloration, montre qu'ils sont mobiles, animés de mouvements rapides, dans lesquels leur corps flexible, élastique, se tend et se détend comme un ressort à boudin. Ce sont donc de véritables *spirochætes* et non des spirilles (*Fig. 1*).

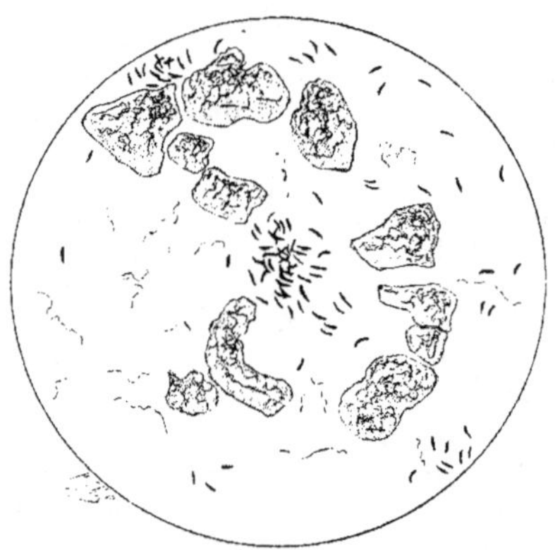

Fig. 1. — Angine ulcéro-membraneuse à bacilles fusiformes et spirilles (Angine de Vincent).

Nous devons faire remarquer que le produit de raclage de l'ulcération est extrêmement riche en substances grasses et que, par suite, les préparations sont difficiles à colorer. Pour obtenir de bonnes préparations, il est nécessaire de dissoudre préalablement la graisse ; on y parvient facilement en traitant pendant quelques secondes la préparation par l'éther sulfurique.

Bien que cet examen immédiat fût suffisant pour affirmer l'existence de la forme d'angine décrite par M. Vincent, nous pratiquâmes plusieurs cultures de l'exsudat sur sérum coagulé. Le lendemain, les tubes ensemencés ne nous donnèrent que de très rares colonies de cocci ; les bacilles fusiformes et les spirilles ne se développèrent point sur ce milieu de culture.

Le traitement conseillé au malade, fut celui que préconise M. Vincent : attouchements bi-quotidiens à la teinture d'iode, grands lavages à l'eau boriquée bouillie.

Le 29 décembre, nous revoyons le malade. Les symptômes généraux ont disparu, sauf la céphalalgie. L'ulcération est stationnaire. Une complication curieuse est apparue depuis la veille ; c'est une *éruption* d'un caractère tout spécial, siégeant à la partie supérieure du visage. Elle consiste dans des *placards œdémateux, mal limités, ne s'accompagnant d'aucun changement de coloration de la peau.* Un de ces placards occupe une grande partie de la région temporo-pariétale gauche et du front ; il s'arrête au niveau de la partie médiane de celui-ci. Deux autres placards plus petits siègent symétriquement du côté droit. Ces placards sont légèrement surélevés ; le doigt y laisse une empreinte très nette ; *la pression en est d'ailleurs très douloureuse.*

Cette éruption a persisté pendant dix jours, diminuant très lentement d'intensité; elle n'a guère changé de siège. Elle est restée œdémateuse et douloureuse jusqu'à la fin ; elle ne s'est à aucun moment accompagnée de rougeur des téguments et a disparu sans laisser la moindre trace.

Le 4 janvier, l'aspect de l'ulcération demeurant toujours le même, le malade va consulter notre excellent confrère, le docteur Max Leseigneur. Celui-ci constate alors l'existence d'une très petite ulcération sur l'amygdale droite, de caractères identiques à celle du côté gauche. Il conseille de pratiquer, avec attention, des attouchements bi-quotidiens avec un collutoire à la résorcine (glycérine et résorcine, parties égales). Le 5 janvier, au lieu d'employer ce médicament comme cela lui a été conseillé, le malade pratique des badigeonnages de toute la gorge avec le collutoire.

Sous l'influence de ce traitement intempestif, l'état de la gorge se modifie très rapidement. Dès le lendemain, 6 janvier, les deux amygdales se recouvrent de fausses membranes véritables et s'hypertrophient considérablement. L'odeur de l'haleine redevient fétide, comme au début et même davantage. La dyspepsie réapparaît très marquée. En même temps l'état général devient mauvais; la langue est saburrale, l'anorexie complète. Le malade est obligé de garder la chambre ; la température prise régulièrement, ne dépasse point 37°,5 à 37°,6. Pendant quelques jours, sur le conseil qui lui en est donné, le malade pratique de grands lavages à l'eau oxygénée, mais sans résultat.

Le 14 janvier, nous sommes demandé à nouveau auprès de lui, et il nous fait le récit de ce qui s'est passé depuis notre dernière visite (29 décembre). Nous trouvons le malade amaigri et le moral assez affecté ; il ne mange plus et dort mal. L'examen de la gorge nous montre la présence de fausses membranes peu épaisses, en voie de disparition, sur les amygdales. L'ulcération du côté gauche persiste; elle est devenue stationnaire ; à droite, l'ulcération constatée par M. Leseigneur, est presque entièrement cicatrisée. Il nous semble que la base de la luette a dû être atteinte de même très superficiellement. Le ganglion sous-maxillaire du côté gauche est toujours engorgé et légèrement douloureux ; à droite, pas de tuméfaction ganglionnaire.

Nous conseillons de faire fréquemment de grands lavages de la gorge avec une solution de permanganate de potasse à 1/10.000. Un nouvel examen du produit de raclage de l'ulcération donne les mêmes résultats que le premier ; deux tubes de sérum coagulé ensemencés ne présentent de même que de rares colonies de cocci.

Le lendemain 15, le malade est revu. Même état. Le soir et les jours suivants, l'état général s'aggrave, la température s'élève à 38°, 38°,5 et même 38°,9 (17 janvier au soir), pour retomber en 2 jours (19 janvier) à la normale. Nous n'avons pas vu le malade pendant cette période.

Malgré ces symptômes inquiétants, sous l'influence des lavages au permanganate, l'état local et l'état général s'améliorent. Cependant, le malade ne quitte pas encore la chambre.

Le 30 janvier, se jugeant pour ainsi dire guéri, il commet l'imprudence de se remettre à fumer. Immédiatement les symptômes locaux reparaissent.

Nous sommes rappelé auprès de lui le 11 février. Nous constatons à nouveau l'hypertrophie des amygdales et la persistance de l'ulcération, dont les dimensions sont cependant moindres. L'adénite sous-maxillaire gauche est toujours appréciable. L'état général est médiocre, quoique meilleur depuis quelques jours. Cette seconde rechute ne s'est pas accompagnée de fièvre. Nous conseillons de reprendre les grands lavages au permanganate, interrompus depuis une dizaine de jours, et de toucher l'ulcération avec un collutoire à l'iodoforme.

A partir de ce moment, la guérison suit une marche régulière. Le 16 février, l'état local est très amélioré, enfin, le 21, l'ulcération est complètement guérie. Les amygdales restent encore grosses.

Le 16 mars, nous avons revu le malade; parti depuis sa guérison, à la campagne, il est complètement rétabli; son état général est excellent, les amygdales ont repris leurs dimensions normales.

Nous avons omis de parler dans le cours de cette observation, d'un fait intéressant, sur lequel le malade n'a, d'ailleurs, appelé notre attention que tout à fait tardivement. Nous voulons parler de la coexistence d'une *ulcération labiale* avec son angine ulcéreuse. Cette ulcération labiale serait apparue vers le 10 décembre, c'est-à-dire quinze jours environ avant le début de l'angine; elle siégeait à la face interne de la lèvre inférieure du côté droit; ses dimensions n'excédaient point celles d'une lentille; son aspect était identique, nous a dit le malade, à celui de l'ulcération amygdalienne; elle n'a guéri que vers le 6 février. Lorsque le malade nous a parlé de cette ulcération, celle-ci n'était plus constituée que par une petite dépression cicatricielle de la muqueuse, sans caractère particulier; c'est ce qui explique pourquoi nous n'en avons pu faire, à notre très grand regret, l'examen microscopique.

*
* *

L'observation que nous venons de relater, présente un certain nombre de particularités, qu'il nous paraît intéressant de mettre rapidement en relief.

Sa *durée* d'abord, qui a été de 60 jours, et qui n'a été dépassée jusqu'ici que dans un cas (H. Sacquépée, 70 jours). Cette longue durée s'explique vraisemblablement par les *deux rechutes* qui sont venu retarder la guérison ; la première de ces rechutes, due à un traitement intempestif, la seconde, à une imprudence (tabac).

L'amygdale droite a été atteinte secondairement dès le 10e jour, mais l'ulcération observée de ce côté, n'a duré que quelques jours, tandis qu'à droite elle a persisté pendant deux mois. *La luette* nous a paru avoir été légèrement touchée. M. Vincent a fait, dans un cas, une constatation semblable.

Les *symptômes généraux*, modérés au début, ont été particulièrement marqués au moment de la première rechute ; *la dysphagie* y a été très intense ; à la seconde rechute, au contraire, l'aggravation de ces symptômes n'a point été observée.

Ajoutons que nous avons pratiqué, le premier, croyons-nous, l'examen de l'exsudat, sans coloration et encore humide, et que cet examen nous a permis de constater la mobilité des spirilles et la contractilité propre (en ressort à boudin) de leur corps ; ces spirilles sont donc, à proprement parler, des *spirochœtes*. Le bacille fusiforme, examiné dans les mêmes conditions, est immobile.

Ces divers points ont leur intérêt, mais ils ne représentent (abstraction faite de la mobilité des spirilles), que des particularités de détail. Ce qui donne à notre observation son caractère propre et qui la distingue des autres observations publiées jusqu'à présent, c'est la constatation que nous avons faite au cours de l'angine, de deux complications non encore décrites : l'éruption en placards œdémateux du front et des tempes, l'ulcération de la lèvre inférieure.

Ces deux phénomènes nous paraissent assez intéressants pour que nous nous y arrêtions un moment.

***

L'éruption a consisté, avons-nous dit, en placards œdémateux mal limités, siégeant sur le front et sur les deux régions temporo-pariétales. Aucune modification de la teinte de la peau ne les a accompagnés. Ils étaient très douloureux à la pression du doigt et celui-ci y laissait une empreinte en godet, persistante.

Ces placards sont apparus le 5e jour de la maladie ; ils ont duré 10 jours environ et ont disparu sans laisser la moindre trace.

Peut-être chaque élément a-t-il présenté des alternatives d'accroissement et de diminution ; mais ces phénomènes ont eu lieu sur place ; l'éruption n'a pas été mobile, elle n'a point procédé par poussées successives ; elle a évolué et s'est éteinte là où elle avait débuté.

Cette éruption est d'un genre tout à fait spécial et nous n'avons point trouvé de description s'en rapprochant, dans les traités classiques de pathologie cutanée. Deux de ses caractères, la tuméfaction œdémateuse et la douleur à la pression, se retrouvent dans l'érythème noueux ; mais elle n'en a présenté ni la teinte érythémateuse ,passant ensuite par toutes les nuances de la gamme ecchymotique, ni le siège, ni l'évolution en poussées successives.

Malgré ces différences très profondes, ce n'est pas sans raison que nous avons pensé à rapprocher (de loin) l'éruption observée dans cette angine, de l'érythème noueux.

Bien avant la première communication de M. Vincent, en 1895, le hasard nous avait déjà mis en présence d'un cas d'angine ulcéreuse, et cette angine était accompagnée précisément d'une éruption érythémateuse polymorphe, dans laquelle, à côté de plaques et de papules érythémateuses, nous avons constaté la présence d'éléments d'érythème noueux. Cette observation nous avait alors frappé par cette coexistence d'éléments éruptifs différents, et nous l'avions communiquée à la Société de Médecine de Rouen (**20**). Nous avions omis, dans ce cas, de faire un frottis sur l'exsudat de l'ulcération amygdalienne ; nous nous étions borné à pratiquer un ensemencement sur sérum coagulé. Cet ensemencement nous ayant donné de nombreuses colonies de streptocoques, l'éruption avait été mise par nous sur le compte de ce micro-organisme.

Nous sommes persuadé qu'il s'agissait, dans ce cas, d'une angine à bacilles fusiformes et que, comme tous les auteurs, jusqu'à M. Vincent, nous sommes passé à côté d'elle sans en soupçonner la véritable nature.

Voici, à titre de simple document, le résumé de cette observation ancienne, dont la première partie seulement avait été publiée.

Observation II.

Angine ulcéro-membraneuse. — Érythème polymorphe caractérisé par la coexistence d'éléments papulo-érythémateux et noueux. — Streptocoques.

B... fille soumise, 26 ans, entrée à l'Hospice Général, le 5 février 1895, dans le service de M. le Dr Chaboux, suppléé par nous.

La malade a été traitée précédemment dans le service, à plusieurs reprises, pour diverses affections vénériennes. Accidents syphilitiques en 1893.

Depuis le début de janvier 1895, la malade a souffert de douleurs articulaires vagues ; elle est d'ailleurs sujette à ces douleurs depuis longtemps.

Le 5 février, elle se trouve plus souffrante ; elle ressent un malaise général avec céphalalgie, douleurs dans les membres, abattement, inappétence. Elle est admise le jour même à l'Hospice Général ; sa température, prise le soir de l'entrée, est de 39°,5.

Nous la voyons le 6 février au matin, et notre attention est attirée de suite du côté de son éruption. Celle-ci consiste en taches érythémateuses, légèrement saillantes, dont la rougeur disparaît entièrement par la pression. Ces taches, de dimensions variables, siègent à la nuque et au front ; elles ne sont pas douloureuses à la pression.

L'examen de la gorge, dont la malade ne se plaint point d'ailleurs, montre une rougeur diffuse, avec un point blanc sur chaque amygdale.

Température : le matin, 38° ; le soir, 39° 5.

Le 7 février, les fausses membranes se sont étendues ; il y a de la dysphagie ; quelques taches érythémateuses se montrent sur le dos des mains et la face postérieure des poignets. Température : le matin, 38° 2 ; le soir, 39° 5.

Le 8 février, température : le matin, 37°,9 ; le soir, 39°,9.

Le 9 février, l'éruption couvre tout le visage et les poignets, par suite de la confluence des taches primitives. La face interne des deux jambes est couverte d'éléments rouges, saillants, très douloureux à la pression, présentant par conséquent tous les caractères de l'érythème noueux. — L'angine est stationnaire : un ensemencement sur sérum coagulé, pratiqué la veille, a donné lieu au développement de colonies de streptocoques. — Même état général ; rien aux poumons, ni au cœur ; pas d'albumine. Température : le matin, 37°,5 ; le soir, 38°.

Le 10 février, température : 37° et 38°,8.

Le 11 février, l'éruption est plus pâle. Température : 37° et 37°,6.

Le 12 février, nouvelle poussée érythémateuse aux points antérieurement atteints.

L'angine est moindre ; il ne reste plus guère que deux points blancs siégeant chacun sur une des deux amygdales ; mais *l'exsudat pseudo-membraneux qui les constitue, masque une petite ulcération.* — Température : 37° et 38°,2.

A partir du 19 février, tous les symptômes s'améliorent, jusqu'au 21, jour où nous faisons notre communication à la Société de Médecine de Rouen.

Le 21, nouvelle poussée érythémateuse localisée aux jambes. L'angine paraît en voie de guérison. Elle guérit même tout à fait les jours suivants, du côté droit ; *l'ulcération amygdalienne gauche, au contraire, prend subitement une extension considérable, en profondeur et en surface.* En huit jours elle a fait disparaître une grande partie de l'amygdale ; par contre, tous les autres symptômes, fonctionnels et généraux, ont disparu ; l'éruption est terminée.

Nous quittons alors le service, mais nous avons su par M. le Docteur Chaboux, que cette ulcération avait eu une durée de plus d'un mois et, qu'après l'avoir absolument effrayé, elle avait fini par guérir spontanément, sans s'accompagner d'ailleurs, depuis notre départ, du moindre symptôme fonctionnel ou général.

*
* *

La seconde particularité, très intéressante, de notre observation d'angine à bacilles fusiformes, est la coexistence d'une *ulcération labiale* avec l'ulcération amygdalienne.

Notre malade, ainsi que nous l'avons dit, n'ayant attiré notre attention du côté de cette lésion que lorsqu'elle était déjà presque complètement cicatrisée, nous n'avons sur son aspect et son évolution, que les renseignements qu'il nous a donnés lui-même. Ces renseignements sont néanmoins précieux, le malade étant étudiant en médecine.

L'ulcération siégeait sur la face muqueuse de la lèvre inférieure, du côté droit. Elle est apparue vers le 10 décembre, c'est-à-dire 15 jours environ avant le début de l'angine, et n'a guéri complètement que vers le 6 février, quinze jours par conséquent, avant l'ulcération amygdalienne. Ses dimensions, les mêmes depuis son apparition, n'ont point excédé celle d'une lentille ; elle avait, dit le malade, identiquement les caractères de l'ulcération de l'amygdale.

Il nous est impossible de tirer une conclusion ferme de ces données, puisque nous ne les avons point vérifiées par nous-même et que nous n'avons pu, à notre grand regret, pratiquer un examen direct du produit de raclage de cette ulcération. Néanmoins, nous ne sommes pas éloigné de penser, comme le malade lui-même, que l'ulcération labiale et l'ulcération amygdalienne étaient de même nature. S'il en était ainsi, l'analogie de la stomatite ulcéro-membraneuse et de l'angine de Vincent n'en apparaîtrait que plus étroite. Les auteurs anciens avaient déjà émis cette opinion : ils faisaient de l'angine ulcéreuse une localisation particulière de la stomatite ulcéro-membraneuse. Les travaux de MM. Vincent, Bernheim, Abel, sont venus depuis appuyer cette hypothèse, en montrant que les micro-organismes trouvés dans le produit du raclage de ces lésions, étaient identiquement les mêmes : bacilles fusiformes et spirilles.

Nous-même, étudiant dernièrement un cas de stomatite ulcéro-membraneuse, nous avons été frappé de cette identité. La comparaison de nos préparations d'exsudat d'angine et de stomatite ne nous a point montré de différence appréciable entre elles ; bacilles fusiformes et spirilles y étaient également nombreux, à l'exclusion presque complète de toute autre espèce microbienne.

Nous pensons d'ailleurs avoir, d'ici peu de temps, l'occasion de revenir sur cette question et de mieux préciser les relations étroites qui existent entre l'angine ulcéro-membraneuse de Vincent et non seulement la stomatite ulcéro-membraneuse, mais encore d'autres stomatites.

Index bibliographique.

(**1**) H. Vincent. — *Sur une forme particulière d'angine diphtéroïde.* — *Société médicale des Hôpitaux de Paris,* 11 mars 1898. — Cette communication a été reproduite *in extenso* par la *Presse Médicale*, du 12 mars 1898, n° 22, p. 107; avec une figure en noir.

(**2**) H. Vincent. — *Sur l'étiologie et les lésions anatomo-pathologiques de la pourriture d'hôpital.* — *Annales de l'Institut Pasteur,* 1896, p. 492.

(**3**) Lemoine. — *Angine ulcéro-membraneuse à bacilles fusiformes et spirilles.* — *Société médicale des Hôpitaux,* 18 mars 1898. — Cette communication a été résumée dans la *Presse Médicale*, du 19 mars 1898, n° 23, p. 117.

(**4**) Raoult et Thiry. — *Des amygdalites ulcéro-membraneuses chancriformes avec spirilles et bacilles fusiformes de Vincent.* — *Congrès de Laryngologie*, mai 1898. — Publié dans la *Revue hebdomadaire de Laryngologie et d'Otologie*, 23 juillet 1898, n° 30, p. 881.

(**5**) C. Dopter. — *Sur un cas d'angine à bacilles fusiformes de Vincent.* — *Presse Médicale*, 10 août 1898, n° 66, p. 74.

(**6**) Rispal. — *Angine diphtéroïde à bacilles fusiformes et spirilles.* — *Société de Médecine de Toulouse.* 11 novembre 1898. — Résumé dans la *Presse Médicale,* 19 novembre 1898, n° 95, p. 146.

(**7**) H. de Stœcklin. — *Contribution à l'étude des angines ulcéro-membraneuses.* — *Centralblatt für Bakteriologie*, 4 novembre 1898, Bd XXIV, n° 17, p. 612.

(**8**) Sacquépée. — *Note sur cinq cas d'angine à spirilles et bacilles fusiformes de Vincent.* — *Société médicale des Hôpitaux,* 13 janvier 1899. — Résumé dans la *Presse Médicale*, 14 janvier 1899.

(**9**) H. Vincent. — *Nouvelles recherches sur l'angine diphtéroïde à bacilles fusiformes.* — *Société médicale des Hôpitaux,* 13 janvier 1899, — Résumé dans la *Presse Médicale,* 14 janvier 1899.

(**10**) J. Freyche. — *Étude clinique et bactériologique sur l'angine diphtéroïde et ulcéreuse à bacilles fusiformes et spirilles de M. H. Vincent.* — Thèse, 1899, Toulouse, avec deux planches en noir.

(**11**) J. Bernheim. — *Ueber einen bakteriologischen Befund bei Stomatitis ulcerosa.* — *Centralblatt für Bakteriologie*, 11 février 1898, Bd XXIII, nos 5-6, p. 177. — Consulter aussi : J. Bernheim et Popischill. *Jahrbuch für Kinderheilkunde.* 1898, Bd XLVI.

(12) Bergeron. — *Stomatite ulcéreuse.* — *Dictionnaire Encyclopédique des Sciences médicales*, 3e série, tome XII, 1re partie, p. 185.

(13) Plaut. — *Studien zur bakteriellen Diagnostik der Diphtérie und der Anginen.* — *Deutsche med. Wochenschrift*, 1894, p. 920.

(14) Moure. — *De l'amygdalite lacunaire ulcéreuse aiguë.* — *Congrès de la Société française de Laryngologie*, mai 1895. — *Bulletin et Mémoires de la Société française d'Otologie et de Laryngologie*, 1895, p. 164.

(15) Mendel. — *De l'amygdalite ulcéreuse chancriforme.* — *Congrès de la Société française de Laryngologie*, mai 1895. — *Bulletins et Mémoires de la Société française d'Otologie et de Laryngologie*, 1895, p. 196.

(16) Terrade. — *Étude sur l'amygdalite lacunaire ulcéreuse aiguë.* — Thèse, Bordeaux, 1895.

(17) Max Stooss. — *Zur Aetiologie und Pathologie der Anginen, der Stomatitis aphtosa, und des Soors.* — *Annales Suisses des Sciences médicales*, 1895, série III, livre I.

(18) Bergeron. — *Loc. cit.*, p. 201.

(19) Abel. — *Zur Bakteriologie des Stomatitis und Angina ulcerosa.* — *Centralblatt für Bakteriologie*, 15 juillet 1898, Bd XXIV, n° 1.

(20) C. Nicolle. — *Érythème polymorphe d'origine infectieuse. Variétés érythémato-papuleuse et noueuse combinées. Angine à streptocoques.* — *Bulletin de la Société de Médecine de Rouen*, année 1895, Séance du 21 février, p. 34.

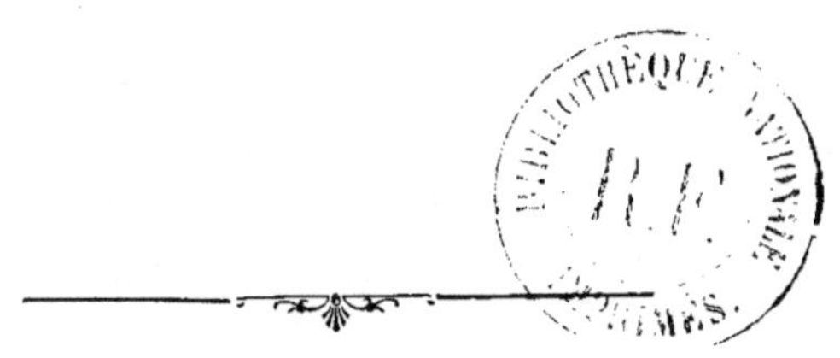

www.ingramcontent.com/pod-product-compliance
Lightning Source LLC
LaVergne TN
LVHW052040160826
845678LV00003B/1451

* 9 7 8 2 3 2 9 6 3 8 1 5 7 *